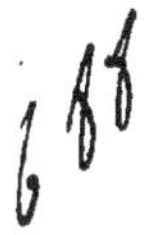

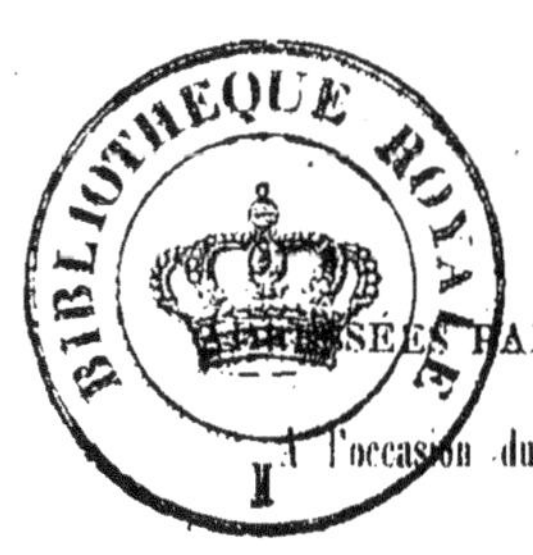

RÉPONSE

AUX LETTRES

ADRESSÉES PAR M. PETIT A L'ACADÉMIE DES SCIENCES.

A l'occasion du Rapport de MM. GAY-LUSSAC et PELOUZE (1), sur la Dissolution des Calculs urinaires.

Étude de quelques effets des carbonates alcalins sur les phénomènes de la vie.

A Monsieur le Rédacteur de la Gazette Médicale.

MONSIEUR,

On comprend facilement que MM. Gay-Lussac et Pelouze aient laissé sans réponse les lettres de M. Petit, et que je me sois gardé du ridicule de venir défendre leur rapport devant l'Académie ; toutefois, je ne veux pas permettre de supposer que, m'abritant désormais derrière cette autorité imposante, je déserterai la discussion. Vous avez, dans votre journal, donné place aux lettres de M. Petit ; j'espère que vous accueillerez la mienne ; sur ce terrain, je n'ai pas pour m'effacer les mêmes raisons qu'à l'Institut.

Rappelons brièvement l'état de la question : Il y a trois ans, M. Petit, qui pense pouvoir dissoudre les calculs urinaires en administrant l'eau de Vichy à une dose beaucoup plus forte que ses prédécesseurs n'osaient le faire, M. Petit, disons-nous, avait provoqué la nomination d'une commission dans le sein de l'Académie de Médecine : il fut mis en demeure de prouver ses assertions par des faits ; mais il ne put en fournir de concluants, et le rapport adopté par ce corps savant se termine par ces paroles : « *Il n'est*

---

(1) On trouvera plus loin ce Rapport textuellement reproduit.

« *pas prouvé que des concrétions urinaires assez considé-*
« *rables pour constituer de véritables calculs aient été entiè-*
« *rement guéries par les eaux thermales de Vichy.* »

De mon côté, j'avais porté la question devant l'Académie des Sciences, et deux de nos premiers chimistes furent chargés par elle de l'examiner. Prenant en considération vingt-deux exemples d'insuccès des alcalis que je leur ai fournis, les exemples beaucoup plus nombreux relatés dans les auteurs, les expériences de laboratoire suivies par eux pendant deux ans, les expériences qu'ils ont fait faire à Vichy, les documents que leur a fournis M. Petit, verbalement, par lettres et par ses livres, ces Messieurs ont été conduits à exprimer l'opinion suivante : « *Sans nier abso-lument la possibilité d'obtenir quelques guérisons, on peut dire, en thèse générale, que si la pierre n'est pas très-petite elle ne sera pas détruite par les réactifs agissant d'une manière indirecte, c'est-à-dire pris en boisson et en bains.* » Et ailleurs : « *L'action des réactifs est toujours très-lente, même en dehors de la vitalité.* » Ainsi l'Académie de Médecine déclare *que la dissolution des calculs urinaires n'est pas prouvée*, et l'Académie des Sciences ajoute *qu'elle n'est pas probable*.

Voilà bien établi le point le plus important de la question : la conséquence de ce double jugement, c'est que, les opérations chirurgicales restant, quant à présent, le seul moyen certain de guérison de la pierre, et le retard étant préjudiciable à leur succès, il est dangereux de prolonger longtemps l'essai des dissolvants.

Mais dans le rapport de l'Académie de Médecine, il était dit : « La question de la dissolution ne peut être jugée que par l'expérimentation ; cette expérimentation ne paraît pas offrir de danger. »

Interprétant cette phrase à sa manière, M. Petit en a conclu que l'on ne peut faire avaler une trop grande quantité d'eau minérale ; que dix litres, par exemple, sont une dose très-

supportable ; que le traitement peut être indéfiniment con-
tinué ; qu'il peut être appliqué à toutes les natures de pierre
et à tous les calculeux. Une telle interprétation m'a semblé
peu rationnelle, et l'Académie a partagé cette opinion.

Messieurs les commissaires ont encore dit que l'action
directe ou par les injections et les irrigations , quoique
très-lente elle-même, est plus puissante que l'action indirecte ou par absorption.

Voilà les trois points sur lesquels s'est exprimé formel-
lement le rapport.

D'autres propositions secondaires avaient encore été
soumises par moi à l'examen de l'Académie ; elles sont relatives à certains effets variables des réactifs, et en particulier des eaux de Vichy, sur la sécrétion urinaire : tels que
la déposition des phosphates terreux, la formation du carbonate de chaux, la production même d'acide urique et
de gravelle rouge. Messieurs les commissaires ont déclaré
que ces phénomènes ne sont point contraires à la théorie
chimique, et que dans plusieurs faits soumis à leur observation, les choses paraissaient avoir eu lieu ainsi. M. Petit
se refuse à reconnaître cette influence, il la déclare contraire aux principes de la chimie. Pourtant elle peut s'expliquer de plusieurs manières : la raison la plus simple
que l'on peut en donner, celle qui se présente à l'esprit la
première, c'est, pour les phosphates de chaux et de magnésie, leur réduction par la soude à l'état de phosphates
neutres, et la saturation des acides libres par lesquels ils
sont tenus en dissolution, c'est-à-dire de l'acide lactique,
suivant M. Berzelius, et aussi de l'acide acétique d'après
M. Thénard. Cette explication suffirait pour rendre compte
du phénomène ; mais parfois la quantité des phosphates
terreux contenus dans l'urine est si considérable, et tellement hors de proportion avec la somme des phosphates du
sang, qu'il est nécessaire de leur chercher une origine

anormale. Il est probable que les os fournissent cet excé-
dant; que la quantité de carbonate de chaux augmente sous
l'influence du traitement alcalin; et qu'il s'en sépare des
phosphates de soude et de chaux; c'est du moins ce qui
semble résulter des expériences que j'ai faites, il y a trois
ans, avec M. Mathiessen, et que j'ai consignées partielle-
ment dans la préface de mon *Histoire de la Lithotritie.*
Quant à l'ammoniaque qui se dégage, comme tout le monde
le sait, en si grande quantité de l'urine des personnes soumises à l'usage des eaux alcalines, sa production n'est pas
plus difficile à expliquer que la précipitation des phosphates de chaux et de magnésie, car l'expérience, d'accord avec la théorie, montre que le carbonate de soude en
excès, en agissant soit sur l'urée, soit sur l'acide urique,
dégage de l'ammoniaque, et donne lieu à de l'oxalate, du
cyanurate et de l'urate de soude.

Le carbonate de chaux, sel extrêmement rare dans les
calculs urinaires, se rencontre assez souvent, ai-je dit,
dans ces concrétions, après un traitement alcalin longtemps
prolongé; ce fait, vérifié par MM. Pelouze, Bouchardat,
Bourson, est désormais incontestable. On peut trouver à ce
sel plusieurs origines; d'abord il existe en dissolution dans
le sang, et la cause de sa précipitation peut être la même
que celle des autres phosphates, c'est-à-dire la neutralisation de l'excès d'acide qui les tient en dissolution. Lorsque
l'on administre l'eau de Vichy et toutes les eaux minérales alcalines, et non le bicarbonate de soude seul, on
joint une autre cause de déposition à la précédente, puisque ces eaux contiennent toutes des carbonates de chaux
en proportions diverses. Il y a encore d'autres causes de
la présence de ce sel dans les calculs urinaires; je ne pré-
tends pas les rechercher toutes, cependant il en est une
qui me paraît assez plausible, si j'en juge par l'ordre dans
lequel se font ordinairement les dépôts calculeux; j'ai

trouvé en effet le carbonate de chaux presque toujours à la surface, recouvrant le phosphate de chaux ou combiné avec lui. N'est-il pas possible qu'il se fasse à la surface de la pierre ce que nous avons vu dans nos expériences sur le tissu osseux, c'est-à-dire une double décomposition du phosphate de chaux et du carbonate de soude, formation de carbonate de chaux et de phosphate de soude soluble, tout cela en proportion très-minime, car la quantité de carbonate de chaux trouvée dans les calculs, même après un long traitement alcalin, a toujours été très-faible. Ici se présente une réflexion qui me semble mériter d'être produite : Comment se fait-il que les sels les plus insolubles entre tous ceux qui entrent dans la composition des calculs urinaires soient précisément les derniers à se déposer ? Pourquoi ces dépôts de carbonate et de phosphate de chaux n'ont-ils lieu d'ordinaire que quand les organes urinaires ont éprouvé une altération profonde ? Car c'est seulement dans ces circonstances que je les ai rencontrés, et le rapport qu'attaque M. Petit n'a pas été au delà. *« Ces cas de formation de calculs de carbonate de chaux et de phosphate terreux*, est-il dit, *se sont présentés*, d'après l'auteur, *chez des personnes atteintes de catarrhe vésical, chez lesquelles l'urine était altérée et retenue dans la vessie par un obstacle à son cours. Il ne les a pas remarqués dans d'autres circonstances, et, suivant lui, la diathèse phosphatique qui se manifeste alors est une suite même de l'état inflammatoire de la vessie.* » M. Petit a donc manqué de réflexion lorsque, pour prouver la non-précipitation des phosphates de l'urine par les carbonates alcalins, il raconte qu'ayant bu deux bouteilles d'eau de Vichy, et ses urines étant alcalines, il y a mêlé du sous-carbonate de soude sans qu'il se soit fait de précipité. Il faudrait, pour que les conditions fussent à peu près celles qui ont été posées, que M. Petit eût un catarrhe de vessie et une rétention d'urine. On peut en dire autant des ouvriers employés dans des fabriques de soude, lesquels ont, à ce que l'on assure, l'urine habituellement alcaline, et cependant n'ont pas de calculs de phosphate terreux.

Les organes urinaires ne sont pas les seuls qui, dans l'état d'inflammation, deviennent le siége du développement des phosphates terreux ; il se forme dans les poumons des dépôts de cette matière que l'on a pris quelquefois pour des tubercules à l'état de crudité ; mais c'est surtout dans le tissu fibreux qu'on l'observe, comme le prouvent les exostoses, les concrétions tophacées dans les ligaments articulaires, les incrustations artérielles, car la tunique propre des artères est plutôt fibreuse que musculeuse, etc. L'influence de l'état inflammatoire des organes sur la production des phosphates terreux est donc évidente. Reste à savoir d'où proviennent les matériaux par lesquels est entretenu ce surcroît de sécrétion ; et ici se représente la question telle que nous l'avons posée tout à l'heure. Lorsque le malade est soumis au traitement alcalin à doses fortes et prolongées, nous trouvons l'explication dans l'action même du sel sur les tissus osseux. Mais lorsqu'il n'y a point eu abus des carbonates de potasse et de soude, quand la prédominance phosphatique est spontanée, il faut lui chercher une autre origine, une autre explication. C'est dans le sang évidemment que les reins puisent les phosphates. Mais y a-t-il dans ce liquide excès des phosphates auxquels les reins servent d'émonctoires ? ou bien, ces sels sont-ils en quantité moindre dans le sang qu'on ne les trouve dans l'état normal après cette déperdition par l'urine ? Voilà ce que je ne saurais dire en ce moment.

M. Petit, s'appuyant des opinions de M. Longchamp, dit, en thèse générale, que « *quand l'urine est sécrétée alcaline, elle ne contient pas, elle ne peut pas contenir de phosphate et de carbonate de chaux.* » Cette assertion est tellement contraire à l'observation journalière, que je ne comprends pas comment elle a pu être présentée par un médecin. Tous ceux qui se sont occupés de l'étude des maladies des organes urinaires, savent, en effet, que, le plus ordinairement, les malades qui ont des pierres de phosphate terreux, ont en même temps l'urine alcaline. L'un des premiers chimistes de notre époque, conversant avec moi sur ce sujet, me faisait observer que, dans le traitement par l'eau de Vichy, la rencontre des alcalis avec les phosphates terreux ayant lieu dans le sang, c'est là que leur précipitation devrait se faire ; et le rein s'opposerait ensuite à leur passage dans l'urine, comme le ferait un filtre. Cette objection, faite sous la forme dubitative, est spécieuse ; mais elle disparaît devant les faits de précipitation de phospates augmentant ou diminuant avec la quantité d'alcali introduite dans l'économie vivante. D'autres faits analogues peuvent d'ailleurs être observés chaque jour ; ainsi, la combinaison de l'acide oxalique avec la chaux doit avoir lieu aussi dans le sang ; et pourtant nous retrouvons dans l'urine, peu d'heures après un repas dans lequel on a mangé de l'oseille, l'oxalate de chaux cristallisé. Le rein est tout à la fois probablement un organe sécréteur qui prend dans le sang les matériaux avec lesquels il compose l'urine, et un filtre qui s'oppose à la sortie des substances qui doivent encore être assimilées ou déposées dans les organes. Mais le rein devient-il malade, son organisation est-elle altérée, alors le filtre se perce, si je puis ainsi dire, et nous voyons paraître dans l'urine une grande abondance de substances qui, auparavant, ne s'y voyaient qu'en proportion très-minime. Quoi qu'il en soit de cette explication ou de cette comparaison, les faits n'en sont pas moins constants, et Messieurs les commissaires de l'Institut les ont reconnus tels :

« Nous répétons, disent-ils, avec le docteur Marcet et avec un ancien membre de l'Académie, avec le célèbre

Proust, et en nous appuyant sur plusieurs nouveaux faits observés par M. Leroy-d'Étiolles, qu'il paraît bien certain que les boissons alcalines peuvent, *dans quelques circonstances*, déterminer des dépôts calculeux dans la vessie. » Ces faits, que MM. Gay-Lussac et Pelouze ont admis comme probants, M. Petit ne veut pas les reconnaître tels. J'en rapporterai deux brièvement, afin de mettre à même de juger si la sécrétion n'a pas été influencée par le traitement d'une manière si intime, si immédiate, que l'on soit bien forcé d'admettre entre ces phénomènes des rapports de cause à effet. M. P... est débarrassé par moi, en 1839, d'un gros calcul d'acide urique : aucun signe de reproduction pendant quinze mois; une exploration attentive, faite par précaution au mois d'avril 1841, démontre l'absence de la pierre ; au mois de juin, M. P... part pour Contrexeville, et après vingt-cinq jours il en revient avec un catarrhe de vessie et un calcul formé de phosphate et de carbonate de chaux, ainsi que M. Pelouze, qui a reçu les débris des mains du malade, a pu s'en assurer. MM. Chomel, Cruveilhier, Donné, Marjolin, Rouget, Sucquet, ont vu M. P... en consultation.

M. G... est opéré par moi de la pierre en 1837 ; elle était, d'après l'analyse de M. Peligot, formée d'acide urique et de phosphate de chaux : usage du bicarbonate de soude. En 1838, nouvelle pierre formée de très-peu d'acide urique, de phosphate de chaux, de carbonate de chaux et de beaucoup de mucus; nouveau broiement; rétablissement complet. En 1839, séjour à Vichy pendant quarante jours, un bain et dix verres d'eau chaque jour ; le quarante-et-unième, douleurs de reins, retour pénible à Paris, catarrhe de vessie, extraction de graviers formés, d'après l'analyse de M. Bourson, de phosphate et de carbonate de chaux; dépôt quotidien dans l'urine d'un sable blanc de même nature pendant trois mois. Santé très-bonne jusqu'en 1841. D'après l'avis

d'un médecin , et malgré ma défense, usage de bicarbonate
de soude à la dose de 8 grammes par jour. Après un mois,
douleurs de reins, catarrhe vésical , extraction, en présence de M. Pelouze, d'une pierre formée de phosphate et
de carbonate de chaux. De bonne foi, n'est-il pas permis de
voir dans des faits semblables l'influence du traitement?

Pour me prouver que j'ai eu tort d'attribuer du danger à la prolongation immodérée du traitement alcalin,
M. Petit me parle de l'appétit , de l'amélioration de
santé, de l'augmentation de force qu'éprouvent d'abord les
personnes qui prennent en boissons et en bains les eaux
alcalines. Je suis tout disposé à reconnaître que cela est
vrai pour le plus grand nombre, et nous pourrions trouver, dans les travaux de M. Chevreul, l'explication de cet
accroissement de vitalité ; il résulte, en effet, des expériences de ce savant, que l'intervention des alcalis augmente beaucoup l'absorption de l'oxygène par les matières
organiques. Il est permis *à priori* de supposer que l'augmentation de la proportion des carbonates alcalins dans
le sang doit produire un effet analogue. Cependant, il
était bon de le démontrer par des expériences ; c'est ce
que j'ai entrepris de vérifier. de concert avec M. Bares-
ville; Nous avons pu constater que le sang veineux, mis
en contact avec l'oxygène pur aussitôt après sa sortie de la
veine, devient plus promptement rutilant par l'addition d'une
quantité de carbonate de soude proportionnelle à celle que
l'on introduit dans le corps humain, chaque jour, pendant
un traitement alcalin, c'est-à-dire, prenant 10 kilogram-
mes, comme moyenne de la quantité de sang contenue
dans le corps de l'homme , et 10 grammes de sel, comme
moyenne de la quantité introduite chaque jour dans l'économie par l'usage des eaux de Vichy. Cette minime quantité de sel suffit en outre pour ralentir ou même empêcher
la coagulation. Le mélange au sang de l'acétate de fer et de

sulfate de quinine, ne produisait pas la même rubéfaction.
Il est donc possible que l'usage des carbonates alcalins favorise la transformation du sang veineux en sang artériel, et
que cette hématose plus rapide contribue à ce surcroît
d'énergie et d'activité que l'on éprouve aux eaux. Je dois
ajouter cependant que cette rubéfaction par l'addition du
carbonate de soude n'est pas toujours également prompte.
Ces différences tiennent-elles à l'état de santé ou de maladie des personnes qui ont fourni le sang? C'est ce que nous
nous proposons de rechercher.

Cette première investigation devait nécessairement en
amener d'autres, car si l'absorption de l'oxygène est plus
grande, le dégagement d'acide carbonique dans l'expiration
doit s'en trouver modifié. La recherche de ce fait nous a
conduits à entreprendre une série d'expériences pour étu-
dier les influences du régime et de divers médicaments sur
les phénomènes respiratoires. Ces expériences sont trop
peu avancées pour que je m'y arrête ici ; qu'il me soit permis seulement de faire remarquer que l'étude de la proportion de l'acide carbonique expiré suivant le régime et
l'introduction de certains médicaments, devra ne pas être
négligée par la commission des prisons.

Ce qui révolte surtout M. Petit, c'est que j'aie osé prétendre qu'il y a des malades auxquels les eaux minérales
alcalines donnent la gravelle rouge, elles qui la guérissent
chez le plus grand nombre. Il en a été troublé au point de
lire dans mes écrits ce qui ne s'y trouve pas , et d'oublier les
égards que j'ai soigneusement observés jusqu'ici dans notre
polémique. Non, M. Prunelle n'a point dit en *propres termes*
que l'eau de Vichy donne la gravelle , et le rapport ne lui
attribue pas cette assertion ; mais elle est la conséquence ab-
solue, indispensable, de ses paroles , et quand M. Petit lui-
même cite comme preuve des bons effets des eaux, les exemples bien connus d'ailleurs de personnes qui, ne rendant pas

habituellement de sable rouge, en rendent en quantité
pendant et après leur usage, c'est exactement comme
s'il disait que l'eau de Vichy leur a donné la gravelle.
Car pour tous ceux qui ont quelque notion physiologi-
que, il est bien évident que les sables et les graviers
ainsi expulsés ne pouvaient être amoncelés dans les
reins; autrement, il faudrait, pour quelques personnes,
supposer, suivant l'expression de M. Prunelle, *les bassinets
aussi grands que l'estomac.* Loin de mériter le reproche de
légèreté que lui adresse fort inconsidérément M. Petit, la
commission s'est montrée très-réservée sur ce point; car
sans se prononcer sur la réalité du fait, elle s'est contentée
de l'expliquer. Voici comment s'exprime le rapport :
« Nous ne regardons pas comme impossible que l'usage
« des eaux alcalines détermine chez quelques malades la
« sécrétion anormale d'une quantité considérable d'acide
« urique ; *et si le fait est exact,* il n'est pas sans exemple
« en chimie. On sait que dans un grand nombre de circon-
« stances la présence d'un alcali développe la formation des
« acides. » Je demeure donc seul coupable d'avoir dit et
de rediré que le principe vital déroutant nos prévisions,
modifiant nos sécrétions d'une manière qui nous échappe,
fait servir le même médicament à produire des effets contraires, supprime la gravelle chez les uns, et la détermine
chez les autres. La science fournit une explication satis-
faisante de ce phénomène surprenant, c'est à merveille ;
mais nous fît-elle défaut, si le fait est constant, il nous faudrait bien l'admettre. La chimie n'explique pas toutes
choses; par exemple, elle ne nous montre aucune différence de composition entre le sang artériel et le sang
veineux ; pourtant l'un vivifie et l'autre tue. La chimie,
surtout celle qui s'applique à l'étude des corps organisés,
est donc bien loin de nous avoir donné son dernier mot.
Mais que ne pouvons-nous pas attendre de ses efforts?

Je le répète, c'est surtout dans les paroles et les écrits des deux médecins de Vichy que j'ai trouvé la preuve de la formation de l'acide urique chez quelques graveleux sous l'influence des eaux alcalines ; mais ce n'est pas là tout ce qu'enseignent les livres de M. Petit ; il serait bien surpris si je lui disais que, d'après ses expériences, on peut établir qu'il faudrait *dix années* pour dissoudre un calcul de 24 millimètres de diamètre (onze lignes). Je vais essayer de le lui montrer, et c'est par ce petit exercice que je terminerai ma lettre. Dans sa brochure de 1837, il donne les figures de 8 pierres qu'il a tenues plongées dans la source de la Grande-Grille. La durée de l'immersion a été de 18 — 18 — 20 — 20 — 25 — 30 — 30 — 30 jours ; moyenne 24. La perte mesurée après l'immersion sur le plus grand diamètre, a été de 2 — 13 — 6 — 6 — 4 — 13 — 6 — 8 millimètres ; total 58 ; moyenne 7 mill. 25 c. Mais au lieu d'agir sur des calculs entiers, M. Petit avait pris des fragments de pierre, ce qui devait rendre l'action de l'eau minérale beaucoup plus rapide. Pour ce, je diminuerai seulement 1/6 de l'action ; retranchant le 1/6 de 7 mill., il restera 6 mill. 05 c.

2° Il serait absurde de prétendre que pendant le traitement, la totalité de bicarbonate de soude de l'eau de Vichy passe dans l'urine. Nous savons, au contraire, que sur beaucoup de personnes, dix à douze grammes chaque jour ne parviennent pas à rendre l'urine alcaline après plusieurs semaines. Je pense donc être libéral en portant à un gramme par litre, en moyenne, la quantité de carbonate dont l'urine se charge. Or, comme l'eau de Vichy contient 5 grammes de sel, nous avons à déduire les 4/5 de l'effet ; au lieu de 6 mill. 05, nous n'aurons plus que 1 mill. 21 c.

3° On sait combien la chaleur favorise l'action des dissolvants. Or, la température de la source est de 45°, celle de la vessie de 38° : différence, 1/6 à retrancher de 1,21, reste 1,01.

4° L'effervescence continuelle produite dans la source de la Grande-Grille par le dégagement du gaz acide carbonique augmente beaucoup l'action. Nous pouvons appré-cier exactement la part de cette effervescence, en comparant avec les expériences de M. Petit, celles de M. Henry, faites avec de l'eau de Vichy en repos, expériences dont les résultats sont consignés dans le rapport à l'Académie de Médecine. Dans celle-ci, la durée de l'immersion a été double et la perte moitié moindre que dans les expériences faites à Vichy même; c'est donc une différence des 3/4; retranchons de 1,01 les 3/4 ou 75 cent., il nous reste 0,26 centièmes de millimètre.

Faisons maintenant l'application de ce résultat.

Si dans 24 jours la diminution est de 26 centièmes de millimètres, combien faudrait-il de jours pour dissoudre une pierre de 24 mill. (11 lignes)? Réponse, 2,215 jours, ou 6 ans et 25 jours.

Mais ce n'est pas tout : l'on ne peut supposer que pendant 6 ans il soit possible de faire boire sans interruption de l'eau de Vichy aux malades; ce n'est pas trop de donner un repos d'une semaine sur trois Voilà donc encore 739 jours ou 2 ans et 9 jours à ajouter ; ce qui donne 8 ans et 34 jours.

Dira-t-on que dans la vessie il y a des conditions qui favorisent et accélèrent la dissolution? mais il me semble que c'est tout le contraire : ainsi, dans le réservoir urinaire, l'immersion est rarement complète ; les calculeux, on le sait, urinent souvent; une bonne partie du temps le calcul se trouvera donc à sec ou à peu près, et puis les sels de l'urine, le mucus vésical, qui se déposent et retardent la dissolution!... Il me serait permis, pour tous ces motifs, d'ajouter une année à la durée du traitement : ci neuf ans et un mois. Est-il possible que pendant ces neuf ans le malade n'ait pas quelque rhume, quelque gastrite, quelque diarrhée ou toute autre indisposition, ou qu'il ne survienne pas des voyages, des affaires, qui fassent perdre un mois chaque année? Nous arrivons alors à la durée de dix ans que j'ai annoncée ; je ne parle pas de l'inflammation des organes urinaires que produit le traitement longtemps prolongé, laquelle rendrait impossible sa continuation.

Je n'ai certainement pas la pensée de présenter ces calculs comme rigoureux ; seulement je défie, de quelque manière que l'on s'y prenne, de faire sortir, des expériences faites à Vichy, la démonstration de la prompte et facile dissolution de la pierre par les eaux minérales alcalines.

De ce que j'ai combattu avec persévérance la dangereuse exagération des dissolutistes, et de M. Petit en particulier, l'on n'a pas manqué de me représenter comme un antagoniste systématique et absolu des eaux alcalines ; et pourtant, cette année comme les précédentes, Vichy verra plusieurs de mes malades affectés de gravelle, et d'autres, auxquels j'ai enlevé des pierres d'acide urique dont je veux prévenir la reproduction.

Je ne me lasserai pas de le répéter ; les eaux minérales alcalines sont une précieuse ressource dans les affections calculeuses ; mais on ne peut pas leur appliquer ce dicton si cher aux gardes-malades et aux commères : *Si ça ne fait pas de bien, ça ne peut pas faire de mal.* L'intervention de la médecine est indispensable pour surveiller leurs effets, et particulièrement les modifications parfois très-différentes et inattendues qu'elles apportent dans les sécrétions. Mes efforts, comme on le voit, tendent à faire plus belle la part du médecin, puisque je substitue son importance personnelle et son intelligence à l'action empirique des eaux dans laquelle le public est déjà trop enclin à mettre aveuglément sa confiance. J'avais espéré pour cela recevoir des remerciements de M. Petit ; il est difficile de manquer plus complétement son but.

J'ai l'honneur d'être, LEROY-D'ÉTIOLLES.

INSTITUT DE FRANCE.

ACADÉMIE ROYALE DES SCIENCES.

Extrait des *Comptes-rendus des séances de l'Académie des Sciences*, séance du 21 mars 1842.

RAPPORT

SUR

PLUSIEURS COMMUNICATIONS DE M. LE Dr LEROY-D'ÉTIOLLES,

RELATIVES

à la Dissolution des Concrétions urinaires.

Commissaires : MM. Gay-Lussac, Pelouze, Rapporteur.

« Les tentatives de guérison de la pierre par des boissons et d'autres remèdes internes remontent à une époque fort ancienne ; cette guérison, regardée cómme impossible par les uns, considérée par les autres comme facile et définitivement acquise à la médecine, a été traitée, d'après un point de vue intermédiaire, par quelques observateurs qui, sans nier la possibilité de la dissolution ou de la désagrégation des calculs urinaires, regardent ces cas de guérison comme fort rares et n'ayant pas été, pour la plupart, suffisamment démontrés.

« Parmi les médecins qui partagent cette manière de voir,

il en est un surtout, M. Leroy d'Étiolles, qui a cherché à
la faire prévaloir par un grand nombre de raisonnements
et d'expériences. L'Académie, à laquelle il a présenté diverses communications sur cet objet important, nous a
chargés, M. Gay-Lussac et moi, de lui en rendre compte.

« M. Leroy d'Étiolles rappelle qu'aux temps antérieurs
à la connaissance de la nature chimique des calculs, le
nombre des remèdes dits *lithontriptiques*, empruntés in-
distinctement aux trois règnes de la nature, était infini, et
il ajoute que cette multitude même de panacées attes-
tait suffisamment l'absence d'aucun dissolvant réel de la
pierre, car s'il en eût existé un seul d'une efficacité bien
démontrée, il serait resté dans la pratique comme toutes
les choses bonnes et sanctionnées par l'expérience.

« Le plus célèbre de ces remèdes fut celui de mademoiselle Stephens ; les coquilles d'œufs et le savon en for-
maient la base principale. Il fut accueilli avec une espèce
d'enthousiasme en Angleterre, et la renommée le répandit
rapidement en France. L'Académie des Sciences chargea
Morand de lui faire connaître la valeur de ce dissolvant,
dont le Parlement anglais venait de récompenser large-
ment l'auteur.

« Le rapport de ce célèbre chirurgien, consigné dans
les *Mémoires de l'Académie* pour les années 1740 et 1741,
ne fut pas aussi favorable que celui des médecins anglais ;
parmi un grand nombre de cas d'insuccès, il n'admettait
que quelques rares guérisons.

« Le nombre même de ces guérisons devint de plus en
plus rare ; les symptômes de la pierre reparaissaient chez
des malades jugés guéris, et chez d'autres, tels que le mi-
nistre Walpole, des calculs étaient trouvés dans la vessie,
après la mort.

« Le remède de mademoiselle Stephens, tant prôné à
son origine, tomba peu à peu dans l'oubli, et à la place

d'une dissolution désormais trop douteuse des calculs, dut succéder de nouveau l'opération plus sûre de la taille.

« A cette époque, la véritable nature des concrétions urinaires était encore inconnue : un traitement rationnel de la pierre était impossible.

« Plus tard, Scheele, Bergmann, Fourcroy, Vauquelin, Wollaston, Marcet, firent connaître la composition chimique des calculs de la vessie; leurs travaux réveillèrent de nouvelles espérances; s'appuyant dès lors sur une base véritablement scientifique, quelques chimistes furent conduits à proposer de nouveaux agents de dissolution des calculs.

« Fourcroy et Vauquelin s'occupèrent beaucoup de ce sujet important. Témoins de l'extrême lenteur avec laquelle agissent les réactifs dans l'état où il est seulement possible de les employer, c'est-à-dire en dissolution dans une très-grande quantité d'eau, ils furent conduits par l'expérience à conclure que l'introduction des réactifs dans le corps humain, par les boissons, serait insuffisante, et qu'il fallait les mettre en contact directement avec les calculs, à l'aide d'injections dans la vessie.

« De plus, ils conseillèrent de modifier la nature des dissolvants lithontriptiques d'après la composition des calculs : c'est ainsi que pour les phosphates et les oxalates, au lieu d'alcalis ou de sels alcalins particulièrement destinés à dissoudre l'acide urique, ils préféraient l'emploi des acides nitrique et hydrochlorique. Leurs moyens curatifs supposaient donc la connaissance de la nature de la pierre, puisqu'ils devaient varier avec la composition de celle-ci.

« Pour arriver à cette connaissance, ils proposaient de faire des injections et d'examiner chimiquement l'urine des malades et les liquides qui avaient servi à l'exploration des calculs. Mais, pour appliquer avec succès ces. moyens d'ailleurs extrêmement délicats, d'exploration et de guérison des calculs, il aurait fallu l'intervention de la chirurgie, et les hommes qui la cultivaient alors ne partageant pas sans doute les espérances des deux célèbres chimistes, ne tentèrent aucun essai sur l'homme vivant.

« Il y a quelques années, lorsque la lithotritie commença à devenir une opération fréquente, plusieurs médecins et chimistes publièrent des observations nouvelles sur l'efficacité des eaux minérales alcalines, non-seulement contre la gravelle, ce que l'on admet généralement, mais encore contre les véritables calculs qui, désagrégés ou dissous, disaient-ils, par l'usage de ces eaux, étaient ensuite expulsés naturellement de la vessie avec les urines.

« Cette assertion n'était pas neuve, il est vrai, mais elle revêtait, en quelque sorte, un caractère d'exactitude plus net, en s'appuyant sur les nouvelles données de la science, relativement à la nature chimique de ces eaux minérales et à celle des calculs.

« On affirma que le mucus qui sert de lien et en quelque façon de ciment aux calculs, ramolli par l'action des carbonates alcalins, permettait une dissolution ou une désagrégation rapide des concrétions de la vessie, alors surtout que celles-ci étaient composées d'acide urique. On crut également que les boissons alcalines avaient la propriété d'empêcher la formation de nouveaux calculs, et on en administra aux malades des quantités beaucoup plus considérables qu'on ne l'avait fait jusqu'alors.

« Toutefois, il faut le dire, on ne cita qu'un très-petit nombre de cas de dissolution de calculs proprement dits, c'est-à-dire de concrétions urinaires d'un volume un peu considérable. Le plus souvent on n'avait constaté ni la présence ni la grosseur de la pierre, et, si l'exploration avait été faite avant le traitement, le malade, une fois soulagé ou guéri, se refusait à être de nouveau sondé.

« Nous ne parlerons pas de ces cures plus ou moins

anciennes, et dont nous n'avons pas d'ailleurs été témoins; nous avons cru plus convenable de chercher les éléments de notre jugement dans des expériences et dans des observations faites par nous ou en notre présence.

« Ces expériences sont de deux ordres : les unes ont été faites au laboratoire, les autres sur des malades. Depuis deux ans, nous n'avons pas pour ainsi dire interrompu nos tentatives de dissolution; et pendant ce long laps de temps, nous avons recueilli, des malades mêmes sur lesquels nous avons expérimenté, de nombreux renseignements qui auront nécéssairement leur place dans la question importante de la dissolution des calculs.

« Les dissolvants lithontripliques les plus employés, et dans lesquels les praticiens ont le plus de confiance, sont les bicarbonates alcalins. Les expériences faites au laboratoire nous ont appris que dans un grand nombre de cas, l'action de ces sels s'exerce plutôt sur le mucus et les matières animales qui servent à souder entre elles les particules des calculs que sur ces calculs mêmes, fussent-ils composés d'acide urique. Le degré de dureté et de cohésion de la pierre apporte, bien plus que sa nature chimique, un obstacle à sa désagrégation ou à sa dissolution.

« Les carbonates alcalins attaquent avec une extrême lenteur les calculs d'acide urique, même alors que la dissolution est concentrée, et à une température de 40°. Quand ils sont décarbonatés, la dissolution fait des progrès incomparablement plus rapides, même alors que la dissolution est relativement beaucoup plus faible. Cette remarque n'est pas nouvelle : Scheele avait signalé la grande difficulté que présente la décomposition des carbonates alcalins par l'acide urique.

« Des expériences faites à l'une des sources de Vichy sur la dissolution d'un grand nombre de fragments de calcul, ont présenté des résultats semblables, et, sauf quel ques exceptions, la dissolution a suivi la même marche pour les calculs de la composition la plus diverse. Nos résultats, à cet égard, sont sensiblement les mêmes que ceux obtenus, il y a quelques années, par M. le Dr Petit, qui les a consignés dans son ouvrage sur le *Traitement médical des calculs urinaires*.

« Une caisse percée de trous, et divisée en un grand nombre de compartiments, a été abandonnée pendant deux mois dans une des sources de Vichy; elle renfermait de nombreux fragments de calculs. Tous ces fragments ont diminué de poids, souvent dans des proportions considérables, mais aucun n'a été complétement dissous ni désagrégé; tous présentaient encore un volume beaucoup plus considérable que le diamètre du canal de l'urètre, encore bien que chacun d'eux ne pesât pas plus de 10 grammes avant l'expérience.

« Nous n'insisterons pas davantage sur ces essais de dissolution des calculs dans les eaux de Vichy, parce que nous ne les considérons pas comme ayant beaucoup d'importance. Nous ferons seulement observer que le progrès de la dissolution, quoique très-lent dans ces eaux, est cependant plus marqué que dans des dissolutions de carbonates ou de bicarbonates alcalins; cela nous paraît tenir surtout à ce que les eaux thermales de Vichy laissent dégager sans cesse de grandes quantités d'acide carbonique qui agit mécaniquement sur les calculs, et tend en conséquence à hâter leur dissolution ou leur division.

« Les expériences de dissolution directe avec les réactifs et au laboratoire, ne pouvaient présenter quelque intérêt qu'en les multipliant beaucoup.

« Nous avons, pendant une année entière, abandonné des calculs urinaires nombreux et de composition diverse au contact de dissolutions de carbonates et de bicarbonates de potasse et de soude contenant depuis 10 grammes jus-

qu'à 20 grammes de sel par litre d'eau. La température de
ces liqueurs était le plus souvent celle du laboratoire, mais
quelquefois nous l'élevions jusqu'à 35 et 40°. Aucun de
ces calculs ne s'est dissous; quelques-uns paraissaient
avoir conservé leur volume primitif. La perte qu'ils ont
éprouvée a varié depuis le quart jusqu'à la moitié de leur
poids.

« Plusieurs débris de calculs du poids de 5 grammes à
10 grammes, placés dans le fond d'un entonnoir de verre,
ont été lavés, pendant trois mois consécutifs, avec 500 litres
environ d'eau contenant un vingtième de son poids de
carbonate de soude. Le volume de la plupart de ces
fragments n'a pas diminué d'une manière bien sensible,
mais tous sont devenus plus friables. La perte de poids
qu'ils ont éprouvée a varié depuis 10 jusqu'à 60 centièmes.

« Des fragments très-petits, du poids de 2 décigrammes
à 1 gramme, résistent en général plus d'un mois à l'action
de l'eau saturée de carbonate de soude et élevée à la température de 30 à 40°.

« La résistance de la plupart des calculs vésicaux à la
dissolution est telle, que des débris de calculs de la grosseur d'une noisette ne sont désagrégés ou dissous qu'après
plusieurs jours d'ébullition dans de l'eau contenant
60 grammes par litre de bicarbonate de soude.

« Nous avons substitué aux carbonates alcalins les bo-
rates de soude et de potasse d'une part, et d'une autre part
les acides nitrique et chlorhydrique : les mêmes difficultés
se sont présentées dans la dissolution des calculs; elles ont
cependant paru un peu moindres avec le borax.

« Ces expériences montrent combien est longue et difficile la dissolution des calculs, même alors que les réactifs
agissent sur eux en dehors de la vitalité. En faisant la con-
cession la plus large possible aux dissolutistes, en admettant que la dissolution ne soit pas plus entravée dans la

vessie que dans un vase inerte, que toute tendance à la production ou à l'accroissement des calculs cesse sous l'influence d'un régime alcalin, on voit combien de difficultés encore il y aurait à vaincre avant d'arriver à la dissolution.

« La seconde série d'expériences dont nous allons maintenant parler a été faite sur des malades. Elle offre par conséquent un intérêt beaucoup plus direct.

« La plupart de ces malades, avant de subir l'opération de la lithotritie, avaient essayé, pendant plus ou moins de temps, quelquefois pendant plusieurs années, l'action dissolvante des eaux minérales alcalines ou celle des bicarbonates de potasse et de soude. On conçoit, en effet, que le calculeux ne se remet entre les mains des chirurgiens que lorsque l'espérance de voir sa pierre dissoute l'a abandonné.

« Nous ne voulons pas contester les heureux résultats que la thérapeutique peut retirer de l'usage des eaux alcalines, nous sommes également éloignés de nier tous les cas de dissolution signalés par quelques médecins; mais ce qui nous semble hors de doute, c'est que très-fréquemment l'administration des remèdes alcalins ne produit point la dissolution des calculs vésicaux, et nous croyons que ceux-là se sont fait illusion, qui ont annoncé que des calculs volumineux avaient été dissous en quelques semaines ou même en quelques mois sous l'influence d'un régime alcalin.

« Non-seulement M. Leroy regarde le traitement alcalin par les boissons et les bains comme généralement insuffisant, mais il pense encore qu'on ne saurait impunément forcer les reins à sécréter une urine alcaline pendant des années entières. En cela, il est d'accord avec quelques médecins, et en particulier avec M. Prunelle, inspecteur des eaux de Vichy. Ce médecin aperçoit même de tels inconvénients dans l'emploi à haute dose de ces eaux, qu'il n'hésite pas à déclarer les dangers à courir beaucoup moindres en subissant la lithotritie.

« Mais nous ne voulons pas aborder cette question, qui est tout à fait en dehors de notre compétence ; nous nous bornerons à discuter les points qui sont particulièrement du domaine de la chimie.

« M. Leroy apporte contre le régime alcalin à haute dose, ou plutôt il renouvelle une objection très-grave, signalée par Marcet et par Proust : c'est que les phosphates terreux, tenus en dissolution dans l'urine, à la faveur des acides libres qu'elle renferme, doivent se précipiter par la neutralisation de ceux-ci, et donner parfois naissance à des calculs de phosphate et de carbonate de chaux et de magnésie.

« Ces cas se sont présentés, d'après l'auteur, chez des personnes atteintes de catarrhe vésical, chez lesquelles l'urine était altérée et retenue dans la vessie par un obstacle à son cours. Il ne les a pas remarqués dans d'autres circonstances, et, suivant lui, la diathèse phosphatique qui se manifeste alors est une suite même de l'état inflammatoire de la vessie.

« Le docteur Marcet cite, dans son ouvrage sur les affections calculeuses, un malade dans la vessie duquel la sonde avait indiqué un calcul ; ce malade s'étant mis pendant un grand nombre d'années à l'usage des carbonates, le calcul, qui était formé d'acide urique, s'usa peu à peu, sans toutefois se dissoudre ; le malade rendait quelquefois des graviers phosphatiques, et à sa mort on trouva dans la vessie une partie du calcul d'acide urique avec plusieurs petites concrétions de phosphates terreux.

« Les changements qui ont lieu spontanément dans la nature de la sécrétion calculeuse pourraient bien être dus à une cause semblable ; sous l'influence de l'urine devenue

ammoniacale par suite de l'état inflammatoire de la vessie,
la diathèse de la maladie change, et les concrétions, d'uriques qu'elles étaient, deviennent phosphatiques ; de là ce
grand nombre de *calculs alternants* qui, d'après le docteur
Proust, forment plus du quart des concrétions urinaires.

« Quoi qu'il en soit, il est certain que plusieurs malades
de M. Leroy, après avoir subi l'opération de la lithotritie
et s'être vus débarrassés de calculs d'acide urique, s'étant
mis à un régime fortement alcalin, dans l'espoir d'empêcher la formation de nouvelles concrétions, ont été atteints
de nouveau par une affection calculeuse pendant laquelle
se sont développés des calculs formés principalement de
phosphates terreux ; chez plusieurs de ces malades il s'est
formé jusqu'à trois, quatre et cinq fois des calculs alternativement uriques et phosphatiques.

« Un malade de la vessie duquel M. Leroy avait extrait
un volumineux calcul d'acide urique, se mit, un an après
l'opération qu'il avait subie, à un régime fortement alcalin, qui lui fut conseillé pour combattre une vive irritation
de la vessie. Au bout de quatre mois, il fut sondé par
M. Leroy, qui lui trouva un nouveau calcul très-gros, mais
très-friable, à cause sans doute de la rapidité avec laquelle
il s'était formé : c'était du phosphate de chaux et de magnésie, mêlé d'une petite portion d'acide urique et de carbonate de chaux.

« Ces faits sont très-importants ; ils appellent toute l'attention des médecins sur l'action thérapeutique des eaux
alcalines. Envisagés au point de vue des théories chimi-
ques, ils trouvent une explication simple et naturelle dans
la composition de l'urine.

« Nous terminerons ce que nous avons à dire des pro-
priétés des boissons alcalines, en rappelant un fait qui a
été signalé par plusieurs médecins et particulièrement par
M. le docteur Prunelle. Il y a des malades qui, presque

aussitôt après avoir été soumis au régime des eaux alcalines, rendent une quantité très-considérable de graviers et de poussière d'acide urique. Quelques-uns en rejettent avec leurs urines une quantité telle que, d'après M. Prunelle, si on voulait les supposer tous formés dans le rein, il faudrait que celui-ci eût une capacité plus grande que l'estomac. Nous ne regardons pas comme impossible que l'usage des eaux alcalines détermine chez quelques malades la sécrétion anormale d'une quantité considérable d'acide urique, et, si le fait que nous rapportons est exact, il n'est pas sans exemple en chimie. On sait que, dans un grand nombre de circonstances, la présence d'un alcali développe la formation des acides.

« Nous nous garderons bien de tirer des observations que nous venons de rapporter la conclusion que les eaux minérales alcalines doivent être rejetées de la thérapeutique, soit dans le traitement de la gravelle, soit dans celui de la pierre.

« Nous répétons seulement, avec le docteur Marcet et avec un ancien membre de l'Académie, avec le célèbre Proust, et en nous appuyant sur plusieurs nouveaux faits observés par M. Leroy-d'Étiolles, qu'il paraît bien certain que les boissons alcalines peuvent, dans quelques circonstances, déterminer des **dépôts** calculeux dans la vessie.

« Nous ajoutons, en outre, **mais ici** c'est une simple hypothèse que nous faisons, que les *calculs alternants* sont peut-être le produit d'une sécrétion alternativement acide et alcaline.

« Puis, en dernier lieu, nous ne regardons pas comme impossible qu'un régime fortement alcalin sollicite une sécrétion anormale d'acide urique.

« Nous avons dit que l'action directe des réactifs sur les calculs, dans des vases inertes, ne se manifestait qu'avec une extrême lenteur, et nous avons cru pouvoir conclure de nos expériences que la dissolution des calculs devait être encore beaucoup plus difficile dans la vessie chez l'homme vivant. Nous n'avons en conséquence tenté aucun essai sur des calculs entiers; nous avons préféré agir sur des débris laissés à dessein dans la vessie par l'opération non encore achevée de la lithotritie. Nous présumions bien que, dans ce dernier cas même, de graves difficultés nous attendaient.

« Aux voies lentes et détournées de l'absorption, nous avons préféré les injections et les irrigations dans la vessie, parce que d'une part rien ne vient ici entraver l'action chimique, et que d'une autre part on peut mettre en contact la pierre avec des quantités bien plus considérables de réactifs.

« Les substances dont nous nous sommes servis sont encore les carbonates et les bicarbonates alcalins, les alcalis caustiques, le borax et les acides hydrochlorique et nitrique. Nous avons fait des dissolutions de ces diverses matières dans de l'eau distillée, et nous les avons employées en irrigations, à une température de 35 à 40°.

« A l'aide d'une sonde à double courant, nous avons introduit depuis 25 jusqu'à 250 litres de liquide dans la vessie des mêmes malades. Quelques-uns n'en ont éprouvé ni douleur ni fatigue; chez d'autres, en plus grand nombre, la vessie s'irritait, et nous devions bientôt cesser les irrigations : une seule fois nous avons vu les débris de calcul disparaître et se dissoudre dans une eau contenant deux à trois centièmes de son poids d'acide nitrique. Ces débris étaient formés de phosphate de chaux et de phosphate ammoniaco-magnésien mêlés avec une petite quantité d'acide urique.

« Plusieurs fois, nous avons remarqué une diminution considérable de cohésion dans les calculs.

« Chez un malade dont la vessie était saine et peu irritable, nous employâmes de fortes irrigations d'eau alcaline contenant 15 grammes de bicarbonate de soude par litre d'eau. Nous savions que nous avions affaire à des débris de calculs d'acide urique; nous en avions déterminé la nature et mesuré le diamètre. Nous fîmes passer dans la vessie de ce malade 250 litres de liqueur tenant en dissolution 3 kil. 750 grammes de bicarbonate; malgré l'énorme masse de liquide qui avait ainsi lavé les fragments de calcul, le volume de ceux-ci n'avait pas diminué d'une manière sensible : seulement, à une très-grande dureté qu'ils présentaient avant l'expérience, avait succédé une friabilité telle qu'une très-légère pression de l'instrument suffit pour les briser dans la vessie.

« Dans la plupart des autres épreuves que nous avons tentées, les malades n'ont pu continuer les irrigations, ou bien celles-ci n'ont produit aucun résultat. Les débris de calcul ne paraissaient pas avoir subi la plus légère atteinte de la part des réactifs; ils n'avaient rien perdu de leur dureté ni de leur volume primitif.

« Les liquides qui avaient servi aux irrigations, examinés avec soin, ne contenaient que des proportions insignifiantes des éléments des calculs. La composition de ceux-ci, que nous avions soin de déterminer, nous dirigeait sur les meilleurs dissolvants à tenter.

« En somme, nous avons été peu satisfaits de nos tentatives de dissolution par le moyen des irrigations : le borax, qu'on a beaucoup recommandé, il y a peu de temps, comme un dissolvant plus énergique que les carbonates alcalins, ne nous a pas donné de meilleur résultat que ces derniers sels. Nous en dirons autant des autres réactifs que nous avons mentionnés ci-dessus.

« Quand des difficultés aussi grandes se présentent avec des débris de calcul de quelques millimètres de diamètre, on se demande s'il est vraiment permis d'espérer la dissolution de ces mêmes calculs lorsqu'ils sont entiers, compactes, volumineux, comme cela arrive souvent.

« Il y a quelque temps, on a annoncé en Angleterre que l'acide benzoïque pris intérieurement à la dose de quelques grammes, en mélange avec une faible dissolution de borax ou d'un carbonate alcalin, se décomposait en acide hippurique qu'on retrouvait dans l'urine. Nous avons été curieux de vérifier l'exactitude de cette assertion, mais les résultats auxquels nous sommes arrivés ont été négatifs. Nous n'avons pas trouvé dans les urines la plus faible quantité d'acide hippurique. Plusieurs fois nous avons observé que ces urines présentaient une odeur alcoolique agréable, dans laquelle personne ne pouvait reconnaître celle qui caractérise ordinairement cette sécrétion. Elles offraient en outre cela de particulier, qu'elles se conservaient pendant plusieurs jours sans aucune altération apparente.

« Les observations que nous avons mentionnées dans ce Rapport, les expériences qu'a faites M. Leroy-d'Étiolles, celles que nous avons tentées nous-mêmes, seuls ou de concert avec lui, ne sont pas neuves pour la plupart; elles ont été indiquées plus ou moins explicitement par divers auteurs; mais M. Leroy-d'Étiolles a fait preuve d'une grande persévérance et de beaucoup d'habileté en coordonnant ces observations, en les multipliant, et en appelant de nouveau l'attention des médecins et des chimistes sur le traitement des maladies calculeuses.

« Cet habile chirurgien nous semble avoir bien fait ressortir l'exactitude des conclusions suivantes :

« 1° Certains réactifs acides et alcalins exercent sur les concrétions urinaires une action destructive. Cette action porte moins encore sur les principes qui forment ces concrétions que sur la matière animale qui leur sert de lien. Elle est toujours très-lente, même en dehors de la vitalité.

« Elle peut être entravée par de nouveaux dépôts dont il faut sans doute reporter la production à la saturation des acides libres ou des sels acides de l'urine. Ces dépôts se réunissent quelquefois, acquièrent de la cohésion et constituent de nouvelles concrétions.

« 2° Sans nier absolument la possibilité d'obtenir quelques guérisons, on peut dire, en thèse générale, que si la pierre n'est pas très-petite, il est probable qu'elle ne sera pas détruite par les réactifs agissant d'une manière indirecte, c'est-à-dire pris en boissons et en bains.

« 3° L'action directe des réactifs introduits dans la vessie en injections et en irrigations est certainement plus puissante que celle qui s'exerce par les boissons et les bains ; mais, dans l'application, on rencontre des difficultés et des entraves qui allongent le traitement au point de rendre son succès problématique, et la vitalité des organes dans lesquels il faut agir donne lieu quelquefois à des réactions, à des accidents inflammatoires dont le danger n'est pas, comme dans la lithotritie, suffisamment compensé par la rapidité de la destruction de la pierre.

« 4° Il est évident que la combinaison de la lithotritie avec la dissolution serait favorable à cette dernière en multipliant les points de contact de la pierre avec les réactifs ; mais en admettant qu'il y ait des circonstances auxquelles cette combinaison soit applicable, comme par exemple l'existence de cellules dans la vessie, ou tout autre vice de conformation, il serait peu convenable de l'adopter comme méthode usuelle, attendu que le premier morcellement de la pierre étant pour l'ordinaire ce qu'il y a de plus difficile et de plus pénible dans la lithotritie, abandonner celle-ci après que le principal obstacle est surmonté, pour entrer dans une voie beaucoup plus longue et dont l'issue est moins connue, serait peu sage et peu rationnel.

« Telles sont les conclusions auxquelles M. Leroy-d'Étiolles a été conduit. Nous croyons très-dignes d'intérêt les faits qui leur servent de base. Nous espérons qu'en montrant toutes les difficultés dont la dissolution des calculs est entourée, loin de décourager des tentatives dont le succès est si désirable, les observations de l'auteur appelleront de nouvelles recherches sur cette question importante.

« Nous avons l'honneur de proposer à l'Académie de remercier M. le docteur Leroy d'Etiolles de ses communications, et de l'inviter à poursuivre ses recherches. »

Les conclusions de ce Rapport ont été adoptées.

P. S. Depuis le rapport de MM. Gay-Lussac et Pelouze, j'ai retrouvé un document précieux pour la question qui nous occupe. C'est une correspondance entre Morand, dont le rapport à l'Académie des Sciences, dans la séance du 13 novembre 1740, a été cité par la commission, et M. Pellet, président du collége des médecins de Londres. Ces lettres, je vais les reproduire. Elles se trouvent dans un livre intitulé : *Recueil d'Expériences et Observations relatives à la pierre*. Paris, 1743.

LETTRE DE M. MORAND A M. PELLET,

PRÉSIDENT DU COLLÉGE DES MÉDECINS A LONDRES.

MONSIEUR,

J'ai souscrit librement au témoignage public que vous avez rendu sur les remèdes de mademoiselle *Stephens*, et j'ai déclaré à l'Académie royale des Sciences que je croyais ces remèdes *souvent utiles et efficaces pour la cure de la pierre dans la vessie*. Quoique ce rapport leur soit favorable et qu'il soit fondé sur l'expérience, je n'ai pas prétendu cacher ce qui peut être à leur désavantage, et j'ai recherché exactement le pour et le contre de cette affaire.

C'est dans ces dispositions que je souhaite apprendre par vous-même, Monsieur, l'histoire de M. *Gardiner*, qui est le premier des quatre malades présentés aux commissaires nommés par le parlement d'Angleterre comme ayant été guéris par les remèdes de mademoiselle *Stephens*. M. *Gardiner* avait été sondé le 30 décembre 1738. V. S. par M. *Nourse*, chirurgien, en présence de M. *Wal*, apothicaire, qui tous deux lui trouvèrent la pierre ; il a pris les remèdes pendant près de huit mois, il s'est dit guéri. Il a été sondé, le 14 décembre 1739, par M. *Sharp*, et le 30 novembre suivant, par MM. *Nourse*, *Cheselden*, *Sanithill* et *Belchier*, qui ne lui ont point trouvé de pierre.

Cependant nous venons d'apprendre par des lettres de Londres que ce même M. *Gardiner* est mort depuis peu, qu'on l'a ouvert et qu'on lui a trouvé la pierre.

Vous sentez bien, Monsieur, le préjugé que ce fait doit établir contre les preuves fournies par les trois autres personnes qui étaient dans le même cas, et les inductions qu'on ne manquera pas de tirer de l'histoire de M. *Gardiner*, au désavantage des remèdes de mademoiselle *Stephens*.

Je m'adresse à vous, Monsieur, avec confiance pour vous prier de nous instruire de la vérité du fait, sachant que votre probité et votre habileté vous rendent également recommandable.

Je suis avec respect, Monsieur, votre, etc.

Paris, ce 23 avril 1742.

RÉPONSE DE M. PELLET A M. MORAND.

J'ai lu avec plaisir la lettre que vous m'avez écrite depuis peu, et j'y ai reconnu en même temps votre amour pour la vérité, et votre empressement à connaître tout ce qui intéresse l'économie animale. Pour répondre à ce que vous me demandez, j'ai obtenu de M. *Nourse*, chirurgien très-expert et homme de probité, la copie de l'observation qu'il a donnée à la Société royale sur le cas de M. *Gardiner*. Il me l'a donnée écrite en anglais de sa propre main, et il y a joint deux exemplaires de la planche gravée qui représente la vessie telle qu'elle s'est montrée après la dissection du cadavre. J'ai jugé que les rémèdes si célèbres de mademoiselle *Stephens n'étaient point lithontriptiques*, de cela seul que dans tous les pierreux dont j'ai eu connaissance (quoique quelques-uns en aient été soulagés considérablement par un long usage), il s'est trouvé, après leur mort, *une ou plusieurs pierres dans la vessie, qui paraissaient plutôt augmentées que diminuées*, par la matière de chaux qu'y dépose l'urine imprégnée des remèdes.

Je suis, etc.

7 mai 1742.

Dans le procès-verbal d'autopsie rédigé par M. *Nourse*, on lit ce qui suit : « J'ouvris la vessie de M. Gardiner en « présence de MM. Hill et Wal, et j'observai six cellules « contre nature ; ces sacs contenaient neuf pierres, dont « la plus grosse était à peu près comme une muscade : « plusieurs de ces pierres pouvaient sortir de leurs sacs « et y rentrer.... »

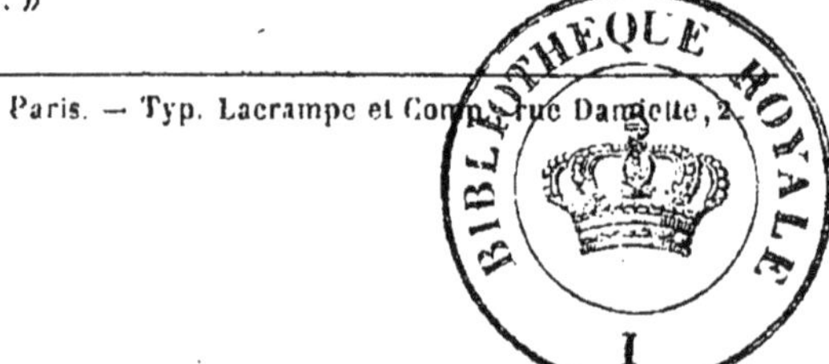